Dr Franck Senninger

L'ail et ses bienfaits

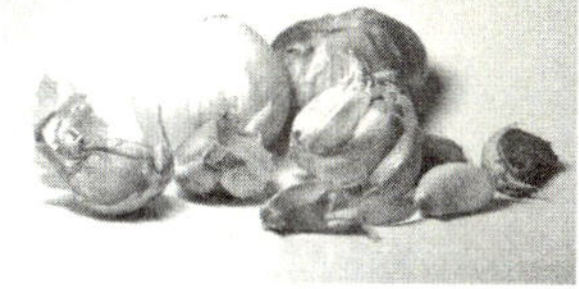

jouvence EDITIONS

Du même auteur aux Éditions Jouvence
Ouvrages médicaux
Aux Éditions Jouvence
Les bienfaits du chocolat, 2008
Un cœur en forme, les bonnes règles alimentaires, 2007
Un cerveau efficace, les aliments à privilégier, 2006
L'enfant obèse, 2005
L'anorexie, le miroir intérieur brisé, 2004
La boulimie, la faim sans fin, 2004
L'enfant végétarien, 2003

Aux Éditions du Dauphin
Le poids et la forme après 40 ans, réédition 2008
Le guide pratique des aliments qui entretiennent votre santé, 2008

Ouvrages littéraires
L'épervier du roi, roman, Éd. Glyphe, 2007
La Belle à la Licorne, À mon seul désir, Éd. Glyphe, 2005
Le secret de Brocéliande, roman (sous le pseudonyme de F. Berneri-Croce), 1999, Éd. des Écrivains, Prix Littré 2000 (épuisé)

Catalogue gratuit sur simple demande
ÉDITIONS JOUVENCE
Suisse : CP 184, 1233 Bernex-Genève
France : BP 90107, 74161 Saint Julien en Genevois Cedex
Mail : info@editions-jouvence.com
Site internet : **www.editions-jouvence.com**

ISBN 978-2-88353-683-8

Dessin de couverture : Jean Augagneur
Couverture : Éditions Jouvence
Composition : Nelly Irniger, Fillinges (74)
Images intérieures : Fotolia.com : Smiley sourire © 2jenn, Smiley triste © Beboy, Loupe © jacktoon, Gousses d'ail © Aurelien Pottier, Tresse d'ail © Franco Di Meo

Sommaire

I • Histoire de l'ail

II • Propriétés et richesses de l'ail

III • Vertus thérapeutiques de l'ail

IV •
Informations complémentaires

Première partie

L'histoire de l'ail

Les origines

L'ail pourrait provenir de Mongolie pour les uns, des vastes plaines orientales de la mer Caspienne (Kazakhstan, Ouzbékistan et Turkménistan actuels) pour les autres. De là, les marchands, les armées et les explorateurs l'ont disséminé tout d'abord vers les régions méditerranéennes et l'Égypte, pour gagner ensuite les quatre points cardinaux de la planète.

Sa culture remonte à 6 000 ans ! En Chine, l'ail se désigne sous forme d'un idéogramme, ce qui indique qu'il est connu depuis fort longtemps. Depuis les débuts de l'imprimerie, on retrouve le mot *Da-suan* qui le désigne dans un livre ancien.

L'ail *(allium sativum)* appartient à la famille des alliacées, composée de plantes à bulbe telles que l'oignon, l'échalote, la ciboulette, le poireau…, mais aussi la tulipe et le lys.

On distingue l'ail blanc, aux gros bulbes résistants, de l'ail rose, aux bulbes rosés, plus petits et capables de résister à l'hiver dans les régions plus froides.

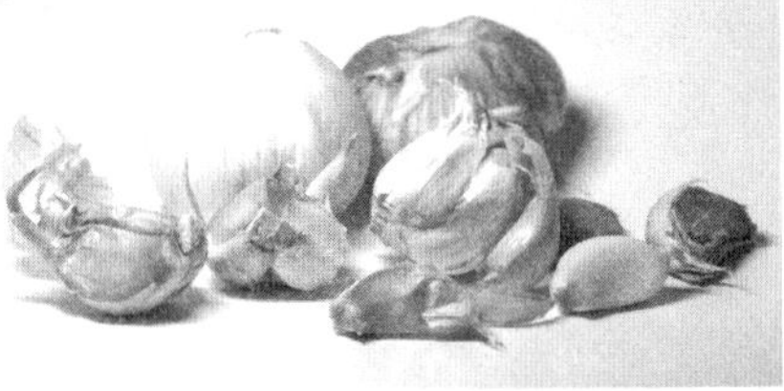

L'ail que nous consommons correspond à la racine, la partie bulbeuse d'une plante vivace, une herbe. Ce bulbe, que l'on nomme aussi la tête d'ail, se compose de 12 à 16 bourgeons en forme de croissant, que l'on appelle caïeux ou gousses d'ail. Le tout est recouvert d'une enveloppe membraneuse.

Chacune de ces gousses est susceptible de donner naissance à une nouvelle plante avec un nouveau bulbe. La récolte de l'ail a lieu en été sous nos climats.

Cette plante produit en été des fleurs de couleur rose ou blanche, suivant les variétés. Avec un peu d'imagination, les fleurs ressemblent à une ombrelle et donnent parfois naissance à des fruits noirs, ronds et lisses, groupés par trois.

Plante aromatique, l'ail accompagne l'espèce humaine depuis des millénaires, ce qui explique probablement toutes les croyances et toutes les vertus qui lui sont prêtées.

Cette plante de légende en fait assurément un condiment à part.

Les légendes et les traditions

Les vertus attribuées à l'ail font appel à des croyances solidement ancrées…, y compris pour prédire la durée de l'hiver. Toutes ces croyances tournent autour de deux grands thèmes : la protection et les bienfaits. Voici pêle-mêle quelques exemples à travers les âges et les peuples :

L'ail protecteur

- Suspendre quelques gousses au-dessus de sa porte éloigne le diable, mais aussi les sorcières, les voleurs, les méchants ou même les jaloux de tout acabit. On retrouve notamment cette croyance dans le monde islamique où l'ail aurait une origine démoniaque : il aurait jailli de l'empreinte du pied gauche laissé par Satan lorsqu'il fut chassé par Dieu du Jardin d'Éden.
- Au Moyen Âge, les enfants portaient des tresses d'ail au cou pour se protéger des sorcières. À cette époque, les vertus de l'ail lui valaient une culture étendue et une rapide implantation, surtout en Europe du Sud.
- L'ail repousse les vampires : cette vieille tradition provient d'Europe centrale où un bouquet d'ail à la tête du lit éloigne les « buveurs de sang ».

- L'ail éloigne les serpents : cette légende semble provenir de l'Égypte ancienne où l'on croyait que l'ail éloignait les serpents des troupeaux. Jusqu'à une époque récente, les bergers des Carpates se frottaient les mains avec de l'ail béni avant de traire pour la première fois leurs brebis, essentiellement pour les protéger contre les morsures de serpents.
- On retrouve cette tradition à Rome où l'on pensait que non seulement l'ail éloignait les serpents, mais qu'il prévenait aussi de la folie.
- L'ail protège les voyageurs contre les périls.
- L'ail protège les marins contre les naufrages. C'est ainsi que l'ail, importé par les navigateurs, s'est implanté en Amérique du Sud.
- L'ail protège les montagnards contre les changements brutaux du temps.
- En Sibérie, une croyance raconte que les femmes mortes en couches viennent la nuit pour tourmenter les femmes enceintes. Fort heureusement, on peut détecter les persécutrices grâce à l'odeur d'ail qu'elles répandent autour d'elles.

L'ail bienfaiteur

- Les soldats grecs, puis romains, l'utilisaient pour augmenter leur force.
- Galien (médecin grec vers 150 après J.-C.) utilisait l'ail comme antidote contre les poisons.

- Une des premières préparations latines est parvenue jusqu'à nous grâce aux poètes. Ovide parle d'un *moretum* composé d'ail, d'herbes, de fromage et de vin.
- Comme il entrait dans la nourriture ordinaire des soldats romains, l'ail est devenu le symbole de la vie militaire.
- L'entrée du temple de Cybèle[1] était interdite à ceux qui venaient de consommer de l'ail, sans doute à cause de son odeur peu aristocratique. Les classes supérieures, dont fit partie le poète latin Horace, semblaient réellement le délaisser à cause de l'haleine qu'il confère.
- En Indonésie, l'ail permet au peuple Batak de retrouver les âmes perdues.
- En Grèce, en Sicile et en Inde, des bouquets de têtes d'ail, attachés à l'aide d'un fil de laine rouge, protègent du mauvais sort.
- En Espagne, l'ail protège le toréador contre les charges mortelles du taureau.
- En Égypte, on l'a retrouvé sur certains sarcophages, sans doute afin d'aider le défunt à se soigner dans sa nouvelle vie. La disposition des gousses d'ail autour du germe est remarquable et les Égyptiens voyaient là le symbole

[1] Déesse de la nature sauvage, associée à la fertilité ; on disait qu'elle pouvait guérir des maladies et qu'elle protégeait son peuple pendant la guerre.

de la représentation du monde des vivants et des morts.

- En Inde, l'ail est mentionné dans les livres sacrés de l'Hindouisme bien avant notre ère chrétienne.
- Dans le Livre des Nombres de la Torah, les Hébreux regrettent amèrement l'ail abandonné en Égypte lors de leur Exode (1250 avant J.-C.). Selon le Talmud, *« Manger de l'ail le vendredi est une action salutaire »*.
- L'ail est aussi présent dans la culture musulmane. Mahomet (570-632 après J.-C.) le conseillait aux califes de Bagdad, ce qui lui valait d'être souvent invité à leur table.
- Charlemagne (742-814 après J.-C.) imposait la culture de l'ail dans ses jardins ; il se retrouve alors constamment dans tous les potagers des monastères.
- Enfin, les plantations d'ail favoriseraient l'éclosion des roses placées à proximité.

Plus près de nous, l'utilisation de l'ail à des fins plus directement appréciables remonte au XVIIIe siècle. On l'employait alors pour se prémunir de la peste, à l'exemple des quatre voleurs qui, à Marseille, entraient impunément dans les maisons frappées par cette effroyable épidémie pour les dévaliser et en ressortir indemne. Finalement arrêtés, ils livrèrent leur secret contre la vie sauve : ils ingurgitaient quotidiennement une boisson à base d'ail et de vinaigre. L'ail leur avait une nouvelle fois sauvé la vie !

Aujourd'hui, les habitants du Nord de la Méditerranée dégustent volontiers une *croque à l'ail*, tartine agrémentée d'un filet d'huile d'olive sur laquelle on a frotté une gousse d'ail. L'expérience semble prouver que cette pratique réduit les risques de mort subite après un bon repas.

Mais les vertus de l'ail ne se limitent pas à ces quelques exemples. En plus de ses actions cardiovasculaire et antiseptique, cet aliment est doté de propriétés diurétiques, anticancéreuses, laxatives, antitussives, aphrodisiaques…

Cet ouvrage a pour ambition d'éclairer le lecteur – à la lumière des plus récentes découvertes – sur les multiples bénéfices et vertus de l'ail et de recenser ses différents composés actifs pour une meilleure compréhension de son action sur la santé.

Quelques dictons célèbres

- Ail le soir, oignon le matin, est le malheur du médecin.
- L'ail nettoie les boyaux.
- Une caresse d'ail revigore, un excès d'ail endort.
- Ail mince de peau, hiver court et beau.

L'ail est un aliment facile à utiliser

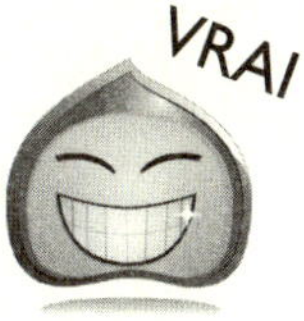

L'ail peut être utilisé cru ou cuit, entier ou haché, écrasé ou pressé, épluché ou "en chemise" avec sa peau, selon la saveur recherchée.

On doit le garder au frais et au sec car l'humidité provoque la germination. En revanche, un lieu trop sec réduit en poudre les gousses d'ail.

Écrase avec un mortier, l'arôme libéré est plus fort que l'ail haché. En lamelles, les saveurs seront encore plus douces.

Quelques trucs :

- On peut mettre les gousses d'ail sur une pique en bois que l'on retire après quelques minutes seulement de cuisson pour donner un arôme subtil aux aliments.
- L'ail frotté contre le saladier ou la cocotte en fonte permet d'en profiter tout en limitant les excès pour les personnes qui ne le digèrent pas bien.
- Ne pas le faire brûler car les effets néfastes pour la santé l'emporteraient alors sur les bénéfiques du fait de la formation de nouveaux composés chimiques nuisibles, comme l'acroléine.

L'ail s'utilise aussi bien au cours d'une entrée qu'en association avec le plat principal.

Les différentes variétés

En plus de l'ail rose (celui de Lautrec bénéficie d'une appellation d'origine contrôlée) et de l'ail blanc, on distingue, suivant le moment où on le plante, l'ail d'automne et l'ail de printemps. La récolte se fait toujours en été. Les qualités gustatives et médicinales des deux variétés se valent.

Il faut aussi différencier l'ail domestique cultivé *(allium sativum)* de l'ail sauvage *(allium ursimun)*, appelé aussi *ail des ours.*

L'ail domestique et l'ail sauvage appartiennent à la même famille. Ils possèdent les mêmes substances actives et les mêmes vertus bienfaitrices. Néanmoins, la concentration de substances actives serait plus importante dans l'ail sauvage que dans l'ail domestique, si bien que les chercheurs se penchent actuellement sur cette forme moins connue. En outre, l'odeur dégagée après la consommation de l'ail sauvage est moins forte que chez sa cousine.

Différentes variétés d'ail existent, suivant sa couleur, son moment de plantation et sa nature.

L'usage de l'ail est très répandu dans le monde

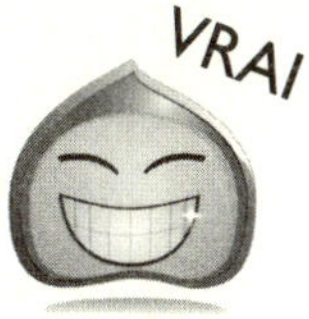

En Europe

- En France : il accommode les gigots, escargots, salades, cuisses de grenouille, mais peut faire l'objet d'une cuisine particulière, comme la soupe à l'ail.
- En Espagne : un proverbe stipule que *« l'ail cru et le vin pur aident à passer les montagnes sans encombres »*. Il y est donc consommé régulièrement.
- En Italie : il agrémente les plats napolitains et piémontais.
- En Grèce : la *skordalia* est une fameuse sauce à l'ail.
- En Angleterre : malgré l'invention du pain à l'ail, les Anglais ne semblent pas goûter cet aliment avec beaucoup de plaisir.

Ailleurs dans le monde

- En Amérique du Nord, la méfiance anglaise est volontiers partagée.
- En Afrique du Nord, l'ail est très répandu.
- Au Moyen-Orient, l'ail est utilisé avec parcimonie, sauf peut-être au Liban.
- En Asie, l'ail est très utilisé aussi bien en Inde qu'en Chine ou en Thaïlande.

Les seules exceptions notables à une grande consommation d'ail sont la Grande-Bretagne et l'Amérique du Nord.

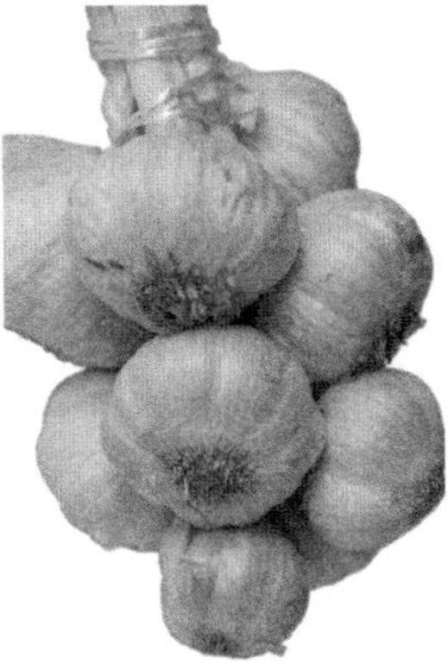

Deuxième partie

Propriétés et richesses de l'ail

Une valeur comparable à celle de certains antibiotiques ?

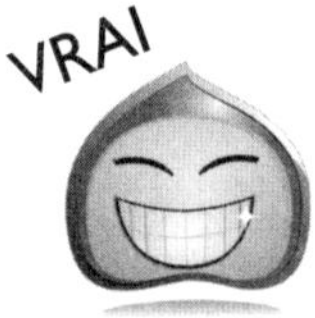

Si les Romains furent les premiers à utiliser l'ail en cataplasmes pour éviter que leurs blessures ne s'infectent, Louis Pasteur a été le premier à démontrer scientifiquement l'action antibactérienne de cet aliment.

La démonstration a eu lieu à partir de certains germes qui infectent les intestins, tels l'*Esche-richia coli* ou les salmonelles. Ces deux bactéries vivent dans l'intestin et sont responsables de diarrhées pour les premières et de la fièvre typhoïde pour les secondes. Après avoir consommé de l'ail, les sujets contaminés ne développaient pas de diarrhées. Pasteur en a conclu que l'ail renfermait un ou plusieurs composés actifs contre ces agents infectieux.

La Seconde Guerre mondiale fut l'occasion malheureuse de vérifier la véracité des études de Pasteur. Comme les antibiotiques venaient à manquer sur le front Est, les Russes eurent l'idée d'utiliser l'ail non pas contre les diarrhées, mais contre toutes sortes d'infections, comme les plaies cutanées ou les bronchites. Les résultats ont dépassé les meilleures espérances, si bien que les médecins surnommèrent bientôt cet aliment la « pénicilline russe ».

Plus tard, on a découvert que l'action antimicrobienne de l'ail était due à un composé très particulier, appelé l'*allicine*.

La singularité de l'allicine provient du fait qu'elle n'existe pas dans l'ail. Mais comment un composé inexistant peut-il donc engendrer une action bénéfique ?

L'ail contient au départ un acide aminé soufré, un petit fragment de protéine comparable à une perle dans un collier. Ce composé inerte, sans odeur ni saveur, s'appelle l'*alliine* (à ne pas confondre avec l'allicine) et « loge » dans de minuscules compartiments à l'intérieur des gousses d'ail. Une très fine cloison la sépare d'une voisine très particulière : l'*allinase*.

Lorsque la gousse est endommagée, soit sous l'action de parasites vivant dans le sol qui cherchent à s'en nourrir, soit lors de préparations culinaires, les fines cloisons de séparation se déchirent pour mettre en contact l'alliine et l'allinase.

Il se forme alors de l'acide pyruvique et, surtout, un composé extrêmement actif : l'allicine.

Pour les plus exigeants des lecteurs, il s'agit d'un polysulfide insaturé, appelé aussi *sulfoxyde d'allylcystéine*, dont la formule chimique est : $H_2C{=}CH{-}CH_2{-}SO{-}S{-}CH_2{-}CH{=}CH_2$.

La réaction chimique qui aboutit à l'allicine peut être schématisée ainsi :

Alliine + allinase ⟶ Allicine + acide pyruvique

Cette allicine confère à l'ail non seulement son goût si particulier, mais aussi ses propriétés antimicrobiennes et même anticancéreuses (voir le chapitre consacré à ce sujet, page 36). L'allicine est si toxique qu'elle détruit aussi les cellules saines, mais heureusement pour nous, elle est très instable et se décompose rapidement dans le tube digestif.

En dehors de l'alliine, l'ail contient d'autres substances antibactériennes :

- **La vitamine C** : bien qu'en petite quantité, la vitamine C est présente dans l'ail. L'une des actions de cette vitamine concerne la défense de l'organisme contre les infections. Elle stimule en effet les réactions de défense contre les microbes en activant la formation des anticorps et des globules blancs.
- **L'iode** : présent également en petite quantité dans l'ail, l'iode exerce une action désinfectante. Le spectre d'action de l'iode se révèle actif contre beaucoup de micro-organismes, y compris les virus.

- **Le soufre :** l'ail contient de nombreuses substances soufrées dont on connaît l'utilité contre les infections depuis l'antiquité, avec notamment les thermes implantés dans des endroits riches en eaux soufrées.
- **Le magnésium :** l'ail contient du magnésium qui aide les globules blancs à phagocyter, c'est-à-dire à « avaler », à « digérer » et à « éliminer » les bactéries.

> L'ail favorise la guérison des infections intestinales, mais aussi respiratoires, comme les pneumonies. L'allicine, la vitamine C, l'iode, le soufre et le magnésium en sont les principaux agents. La médecine actuelle l'élève au rang d'antibiotique naturel.

L'ail combat les virus

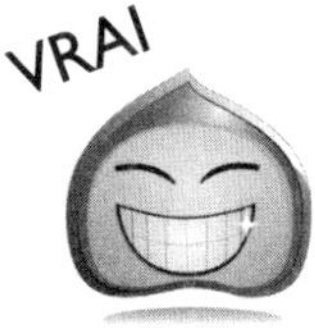

L'action de l'allicine ne se limite pas aux bactéries ; elle se révèle aussi efficace contre les virus à l'origine des rhumes ou de la grippe. En cas d'infection, les personnes qui consomment de l'ail se rétablissent plus vite que celles qui n'en consomment pas.

L'allicine opère en détruisant les virus par contact direct, mais aussi par le fait que ce composé très volatil arrive jusqu'aux poumons. Ainsi, l'ail aide au traitement des voies oro-pharyngées (bouche et pharynx) et pulmonaires.

Mais son action dépasse le contexte de ces virus des voies respiratoires pour s'étendre aussi à ceux responsables des verrues : les *papillomavirus*. L'ail broyé et appliqué sur une verrue se révèle très efficace, même sur les verrues plantaires. Il faut cependant faire attention à la peau qui l'entoure et la protéger, par exemple en y appliquant une couche de vernis à ongle incolore.

Des études récentes montrent que l'ail est également actif sur un virus responsable des ulcères de l'estomac. Ce dernier, qu'on appelle *Helicobacter pylori* (parce qu'il a une forme en hélice et qu'il vit dans un endroit de l'estomac appelé le pylore), est détruit par les composants de l'ail.

Lorsqu'on parle de virus, on pense bien évidemment aussi au Sida. L'ail a été testé chez des patients atteints de cette maladie. On a utilisé de l'ail vieilli et on a constaté qu'au bout de six semaines, les cellules naturelles tueuses sont passées d'un niveau très bas à un niveau normal. Il semblerait donc que l'ail aide l'organisme à régénérer ses globules blancs dans cette terrible maladie. Bien sûr, ces expériences ont lieu en laboratoire sur des cellules de culture et il n'est pas question de soigner cette affection uniquement avec de l'ail !

Grâce à ses dérivés soufrés, l'ail combat les infections, aidé dans cette tâche par la vitamine C et le sélénium.

L'ail a montré son efficacité pour prévenir les affections virales, comme le rhume ou la grippe. Mieux encore : il favorise leur guérison. Il semble aussi actif sur le virus responsable des ulcères à l'estomac et, dans une certaine mesure, celui du Sida.

L'ail combat les champignons

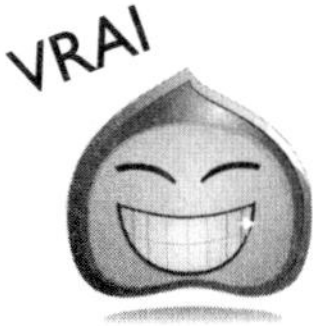

On a comparé l'action locale de l'ail à celle d'un médicament fongicide classique (le terbinafine).

Pour cela, on a recruté des personnes porteuses de champignons entre les doigts de pieds. Cette affection s'appelle le *pied d'athlète* car les sportifs y sont naturellement sujets. Elle est très répandue et s'attrape notamment dans les piscines ou encore à l'occasion de courses à pied, dans des chaussures peu aérées ou baignées de sueur.

L'infection à partir de champignons s'appelle une *mycose.* Celle-ci provoque des rougeurs et des démangeaisons très désagréables entre les orteils.

Dans le cadre de ces mycoses, des chercheurs ont tenté de savoir si l'ail tenait ses promesses. Pour mettre en évidence ses propriétés, ils ont utilisé un extrait d'ajoène, un dérivé de l'allicine.

Les résultats ont été excellents : 100 % des gens qui avaient appliqué ce traitement entre leurs orteils ont vu disparaître les champignons.

Seul bémol à ce remède : le suc irritant de l'ail attaque aussi la peau saine, qu'il convient de protéger, soit par une application minutieuse, soit en recouvrant les zones saines d'un vernis incolore (comme pour traiter une verrue).

Les propriétés antimicrobiennes de l'ail contre les infections bactériennes, fongiques et virales ont été prouvées (pour la première fois par Louis Pasteur, en 1858). À cause de sa teneur en allicine, l'ail remplace de plus en plus souvent les antibiotiques en médecine vétérinaire. On peut aussi l'utiliser en onguent pour traiter les plaies, les coupures ou les brûlures. Les chercheurs étudient actuellement les applications possibles contre l'infection des gencives ou dentaires (gingivites et parodontites).

L'ail combat les parasites

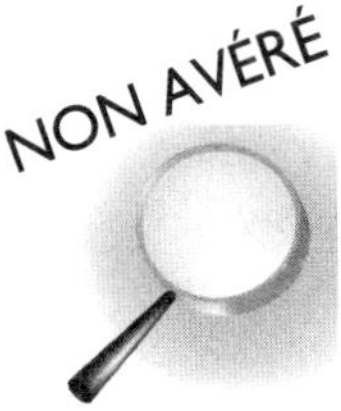

Les oxyures sont de petits vers blancs d'environ 5 mm de long. La nuit, les femelles descendent le long de l'intestin pour venir pondre leurs œufs au niveau de l'anus. Cette présence se révèle très irritante et provoque un grattage. Les œufs passent alors sous les ongles et sont susceptibles de contaminer une nouvelle personne par simple passage de main à main, d'où l'intérêt, sans cesse rappelé, de se laver souvent les mains.

Chez l'homme, l'ail semble efficace pour lutter contre les oxyures. Cette action est tout de même contestée en pratique.

Certains prétendent aussi que l'ail serait efficace contre les ascaris. Ces vers, de 20 à 40 cm de long, s'implantent dans l'intestin grêle et se nourrissent des aliments prédigérés qui transitent dans le gros intestin. Dans ce cas, l'ail est utilisé en décoction (25 g, soit 8 gousses d'ail dans un litre d'eau bouilli).

En Pennsylvanie, les Amish, proches de la nature, traitent les vers intestinaux humains ou animaux avec de l'ail, refusant toute médecine inutile à leurs yeux.

Outre l'action sur les oxyures, l'ail possède une certaine efficacité pour combattre d'autres attaques parasitaires :

- Le *plasmodium*, responsable du paludisme (ou malaria). Cette maladie est provoquée par la piqûre d'un moustique femelle appelée *anophèle*. Le parasite (plasmodium) est alors injecté dans la circulation sanguine et se développera dans le foie pour essaimer par la suite dans tous les globules rouges et provoquer des fièvres intermittentes. Il existe *a priori* deux façons de se prévenir contre cette maladie : soit on empêche le moustique de piquer un individu, soit on empêche le parasite de se développer dans le corps humain. L'efficacité de l'ail a été expérimentée à ce niveau-là et a montré une certaine action contre le paludisme, à la fois en éprouvette *(in vitro)* et sur l'individu *(in vivo)*.
- Le *trypanosoma* : transmis à l'homme par l'intermédiaire de la mouche tsé-tsé, il est responsable de la maladie du sommeil. L'ail a été testé *in vitro* et a tenu toutes ses promesses pour combattre ce parasite.
- La *leishmania* : transmis par une mouche, cette maladie, aussi appelée *bouton d'Orient*, provoque des plaies sur tout le corps en laissant des cicatrices inesthétiques. Il en existe

également des formes viscérales, c'est-à-dire que certains organes situés dans l'abdomen peuvent aussi être infectés. Là encore, l'ail, ou plutôt ses composés actifs, se sont révélés pleinement efficaces.

- L'*entamoeba* : quand le kyste de cette amibe est ingéré, il atteint le gros intestin et s'y installe. Lors d'une seconde infestation, une diarrhée sanglante survient, accompagnée de troubles respiratoires, comme l'essoufflement ou la difficulté à respirer. L'ail a encore tenu son pari, toujours *in vitro*.
- Le *giardia* : il s'agit du premier parasite intestinal découvert, qui provoque surtout des diarrhées. Les composés de l'ail se sont montrés une nouvelle fois actifs.

Alors, pourquoi ne pas utiliser l'ail pour traiter toutes ces maladies ? C'est parce qu'il existe une grande différence entre une action dans une éprouvette et sur un corps humain diminué par une maladie. Cela dit, l'ail et ses dérivés font actuellement l'objet de nombreuses recherches dans différents laboratoires.

L'allicine de l'ail paraît active sur de nombreux parasites. L'ail aurait une action vermifuge sur les oxyures. Cette action est toutefois controversée.
L'ail pourrait être actif contre le paludisme et les autres parasitoses mentionnées. On expliquerait cette propriété par son contenu en allicine. Compte tenu de la dangerosité de ces maladies (environ 2 millions de décès par an rien que pour le paludisme), mieux vaut utiliser tout de même des traitements antipaludéens éprouvés.

L'ail vieilli est de l'ail que l'on laisse à l'air libre

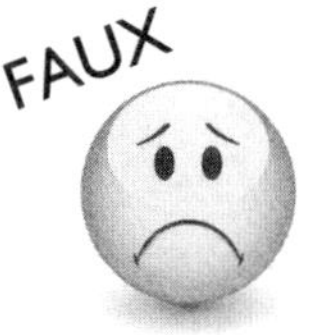

L'ail vieilli répond à un procédé de fermentation durant lequel l'alliine est transformé sans que l'on obtienne de l'allicine.

La fermentation est une réaction chimique réalisée en présence de micro-organismes : des bactéries du lait dans le cas de l'ail. Par ce même procédé, on obtient par exemple de la choucroute ou l'on conserve les feuilles de vigne fraîches pour préparer ensuite les rouleaux à base de feuilles de vigne. Cette réaction acidifie progressivement le milieu et empêche la prolifération d'autres micro-organismes, comme les moisissures. Par ailleurs, la fermentation enrichit l'ail en vitamines et en minéraux.

Pour peu que l'on dispose des différentes souches de lacto-bactéries, on peut fabriquer soi-même l'ail vieilli. Cela a pour conséquence de le rendre inodore sans pour autant diminuer son efficacité, comme le montrent plusieurs études cliniques. Cependant, pour obtenir les résultats médicinaux escomptés, il faut utiliser des doses plus importantes d'ail vieilli que d'ail frais ou séché.

Troisième partie

Vertus thérapeutiques de l'ail

L'ail favorise une meilleure respiration

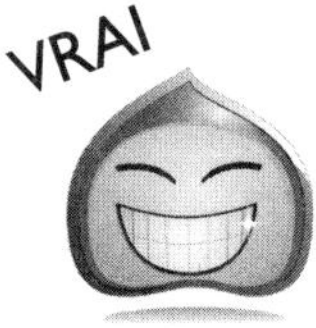

Des études ont montré que l'aillicine de l'ail et ses différents composants soufrés facilitent grandement la respiration chez les personnes asthmatiques. Ces substances favorisent la fluidité du mucus qui tapisse les alvéoles pulmonaires et l'arbre respiratoire. Ainsi, l'expectoration en est plus aisée lors des efforts de toux.

L'ail favorise la fluidité du mucus contenu dans l'arbre respiratoire.

L'ail possède des propriétés anticancéreuses

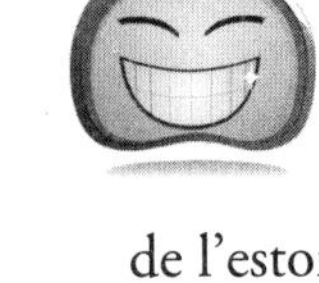

Les études concernant les propriétés anticancéreuses de l'ail portent surtout sur les cancers digestifs, tels que celui de l'estomac ou du côlon (ou gros intestin).

Il apparaît que les consommateurs réguliers d'ail ont un risque moindre de développer ce type de cancers que les non-consommateurs (35 % de risque en moins)[2].

Dès lors, les chercheurs se sont demandés s'ils ne pouvaient pas utiliser l'ail non seulement pour prévenir ces cancers, mais aussi pour les traiter. Leurs essais sont prometteurs grâce à cette méthode extrêmement astucieuse et originale :

1 • On commence par « greffer » sur les cellules cancéreuses de minuscules réservoirs d'allinase (l'enzyme qui dégrade l'alliine).
2 • On injecte ensuite de l'alliine dans le corps.
3 • Au contact de l'allinase, l'alliine injectée se transforme en allicine.
4 • Les cellules cancéreuses sont détruites par l'allicine, directement au contact des cellules cancéreuses sans que l'on endommage les cellules saines situées à proximité !

Cette méthode a été utilisée avec succès pour bloquer l'expansion des tumeurs chez des souris atteintes de cancer de l'estomac.

Et chez l'homme ?

Si l'ail exerce une action préventive sur les cancers digestifs, il faudra encore attendre des résultats probants concernant le traitement curatif

---

[2] Steinmetz K.A., « Vegetables, fruit and colon cancer in the Iowa Women's Health Study », *Am J Epidemiol.* 1994, Jan 1 ; 139(1) :1-15.

par ce condiment car la médecine n'en est toujours qu'au stade des recherches.

Il en va de même pour ce qui est de bloquer la croissance des métastases et peut-être même de les détruire, quelle que soit leur localisation. L'avenir dira si cette découverte permet de traiter tous les types de cancer chez l'homme.

Fait extraordinaire, l'allicine est instable et donne naissance à d'autres composés soufrés, eux aussi doués de propriétés anticancéreuses. (Il s'agit du *diallyl sulfide*, du *diallyl disulfide*, de l'*ajoène* et du *diallyl trisulfide*). Ces molécules soufrées agissent pour empêcher certaines cellules cancéreuses de se multiplier, voire les pousser à se suicider (on parle alors d'*apoptose*). Elles protègent ainsi naturellement l'organisme.

Quelques chiffres pour évaluer l'activité de l'ail sur la prévention de certains cancers : chez les personnes qui consomment environ 6 gousses d'ail (crues et cuites) par jour, le facteur de risque chute de près de 30 % pour le gros intestin (cancer colorectal) et de 50 % pour le cancer de l'estomac.

On a montré chez l'animal que l'extrait d'ail vieilli protège contre le développement de cancer du côlon, même à un stade déjà avancé...

Le sélénium et les minéraux antioxydants de l'ail viennent renforcer l'action de l'allicine.

L'allicine et ses dérivés contenus dans l'ail possèdent une activité anticancéreuse démontrée *in vitro*. C'est dans ce domaine que l'ail semble montrer sa suprématie ; il exerce donc une action à la fois préventive et curative sur certains cancers.

L'ail réduit le cholestérol

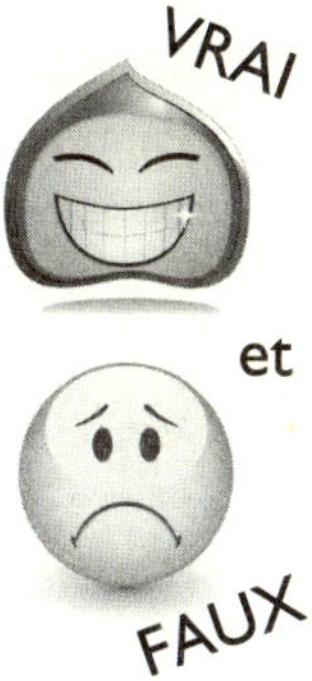

...SELON LES ÉTUDES !

On a longtemps, études à l'appui, attribué à l'ail la propriété de réduire le cholestérol sanguin, puis... patatra, une étude américaine récente [3] vient de jeter un gros pavé dans la mare de la médecine par les plantes.

[3] Gardner C.D., Lawson L.D. et al., « Effect of raw garlic vs commercial garlic supplements on plasma lipid concentrations in adults with moderate hypercholesterolemia : a randomized clinical trial », *Archives of Internal Medicine*, 26 février 2007, Vol. 167, No 4, 346-53.

L'ail a bien d'autres qualités, mais il :

- ne diminuerait pas le « mauvais » cholestérol ;
- n'augmenterait pas le « bon » cholestérol ;
- ne diminuerait pas le cholestérol total ;
- ne diminuerait pas le taux de triglycérides sanguins.

L'étude qui montre ces résultats a été réalisée sur 200 patients pendant six mois, avec aussi bien de l'ail cru que sous forme de complément alimentaire.

Comment expliquer cette divergence de résultats selon les études ? Jusqu'à présent, preuves à l'appui, on montrait que l'ail avait un pouvoir – minime, mais néanmoins réel – pour réduire le taux de graisses dans le sang.

Peut-être l'enrobage des comprimés est-il le responsable de cette divergence car, pour être efficace, les composés actifs de l'ail doivent se libérer dans l'intestin et non dans l'estomac. Or, les études sont faites à base de préparations d'ail encapsulées. Reste à savoir si ces capsules résistent toujours à l'acidité de l'estomac [4].

Les auteurs sont eux-mêmes perplexes car ils avaient entrepris cette étude pour montrer

---

[4] Kannar D., Wattanapenpaiboon N. et al. « Hypocholesterolemic effect of an enteric-coated garlic supplement ». *J Am Coll Nutr* 2001 Jun;20(3):225-31.

que l'ail possède bien un pouvoir susceptible de diminuer le cholestérol. Les études méritent donc d'être renouvelées car l'ail contient plusieurs substances susceptibles de diminuer les graisses du sang : l'allicine et ses dérivés, comme l'ajoène, mais aussi les saponines.

Ces dernières, appelées aussi *saponosides,* ont une action émulsionnante comme un savon. Ils emportent les graisses pour les éliminer, comme un liquide vaisselle le fait avec les restes des repas contenus dans les assiettes. Mais leur efficacité ne s'arrête pas là car les saponines possèdent aussi une action dépurative sur les reins et les bronches, aident à dégrader les cellules tumorales, sont des cicatrisants, possèdent un pouvoir anti-inflammatoire et fluidifient le sang.

L'ail contient aussi de la vitamine B3 susceptible de diminuer les taux de cholestérol.

On voit donc qu'en théorie, l'ail est bien armé pour défendre l'organisme sur tous les fronts.

Quoi qu'il en soit, même en admettant que l'ail ne diminue pas le taux de cholestérol dans le sang, cela ne signifie pas qu'il n'ait aucun effet protecteur vis-à-vis des maladies cardiovasculaires, le taux de cholestérol n'étant que l'un de ces éléments. L'oxydation du cholestérol en est un autre et nous savons que l'ail répond présent à maintes reprises sur ce point.

Une étude américaine récente vient de battre en brèche l'idée selon laquelle l'ail diminuerait les taux de cholestérol et de triglycérides.
Il n'en demeure pas moins que ce condiment est bien un protecteur cardiaque et des artères grâce à ses nombreux composants.

L'ail limite le vieillissement cellulaire

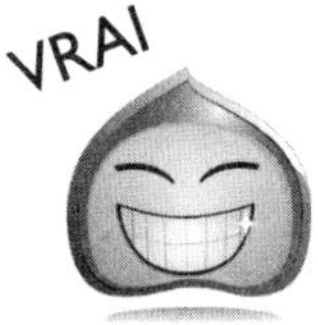

On estime que le vieillissement provient pour une grande partie de l'oxydation des cellules. Celle-ci provoque l'apparition de composés instables auxquels il manque un électron : les radicaux libres. Pour devenir stables, ces derniers n'ont d'autre solution que de puiser sur la matière qui les entoure – c'est-à-dire nous – l'électron qui leur manque. De cette façon, notre organisme se désagrège au fil du temps en cédant aux radicaux libres cette fameuse partie manquante.

Tout se passe comme si les électrons jouaient à un jeu de chaises musicales. À la fin de la partie, il y a toujours un qui reste debout et qui cause du désordre dans l'organisme.

Bien sûr, ce n'est pas un électron par-ci ou par là qui changera grand-chose, mais dans certains cas, la perte peut être énorme. On estime ainsi, par exemple, qu'une bouffée de cigarette à elle seule produit environ 10^{15} radicaux libres (soit 1 000 000 000 000 000, ou un million de milliards). Si l'on rapporte cette quantité à la population de la terre, il y a en gros 166 000 fois plus de radicaux libres dans une bouffée de cigarette que d'êtres humains sur notre planète. Et le tabac n'est pas le seul polluant…

L'ail est riche en principes actifs qu'on appelle *antioxydants* qui combattent les radicaux libres. Parmi ces antioxydants, on distingue :

- **Les composés organosoufrés dérivés de l'allicine**, dont nous avons déjà parlé.
- **Les flavonoïdes**, à très petites doses, associés à des **polyphénols** capables de piéger les radicaux libres responsables de l'oxydation.
- **La vitamine E**, sous forme d'alpha-tocophérol. Outre son action antioxydante, elle stimule les réactions immunitaires, exerce une activité anti-inflammatoire, limite l'élaboration de l'athérosclérose, exerce une action fluidifiante sur les plaquettes, prévient les maladies cardiovasculaires ainsi que certains cancers (œsophage, utérus, côlon, oropharynx, poumon) et favorise la cicatrisation.

- **La vitamine C**, qui agit en collaboration avec le magnésium, la vitamine B1 et d'autres antioxydants, comme la vitamine E, le sélénium ou le glutathion. Les propriétés de la vitamine C sont nombreuses : elle protège les graisses circulantes de l'action des radicaux libres et recycle la vitamine E. Elle agit également pour limiter le cholestérol et permet la synthèse du collagène, qui est un ciment extrêmement solide entre les différentes cellules. Elle facilite la cicatrisation et favorise la libération d'énergie grâce à la synthèse de carnitine à partir de la lysine (acides aminés). La carnitine permet le passage des acides gras dans les centrales énergétiques des cellules (les mitochondries), où ils seront brûlés pour fournir de l'énergie. Elle intervient aussi dans la fabrication des corticoïdes propres au corps, réduit les réactions allergiques et détoxifie l'organisme des métaux lourds.

L'ail contient également certains minéraux antioxydants, tels que :

- **Le sélénium**, qui nous protège des maladies cardiovasculaires et vraisemblablement de certains cancers. Fait particulier, cet oligo-élément est lié principalement aux protéines animales. Sa présence dans l'ail à des taux non négligeables mérite d'être soulignée car il se retrouve rarement dans le monde végétal (mis à part les céréales complètes et les champignons). L'apport en ail se révèle particulièrement utile dans les régimes végétariens ou végétaliens qui peuvent provoquer à la longue une carence en sélénium.

- **Le manganèse**, qui agit de concert avec la superoxyde dismutase, une enzyme antioxydante qui assure un rôle prépondérant dans de nombreuses réactions chimiques de l'organisme, notamment pour fabriquer des constituants de la peau ou du cartilage.
- **Le cuivre**, qui possède une activité antioxydante indirecte car il agit en concertation avec deux enzymes qui interviennent pour limiter l'oxydation des cellules : la céruloplasmine et la superoxyde dismutase.

Cette propriété anti-vieillissement, qui ne résulte pas que d'une étude livresque, se retrouve de façon concrète dans les courbes de mortalité.

D'ailleurs, on admet que dans les pays méditerranéens où la consommation d'ail est la plus répandue, la mortalité est repoussée et la vieillesse bien plus agréable, avec un moindre recours aux médicaments.

L'ail contient de nombreux principes actifs capables de piéger ou de déminer les radicaux libres responsables du vieillissement cellulaire. Parmi les antioxydants présents, on peut citer : l'allicine, les polyphénols avec, plus particulièrement, les flavonoïdes, la cystéine (un acide aminé soufré), l'alpha-tocophérol et les minéraux (sélénium, manganèse et cuivre).

L'ail soulage des rhumatismes

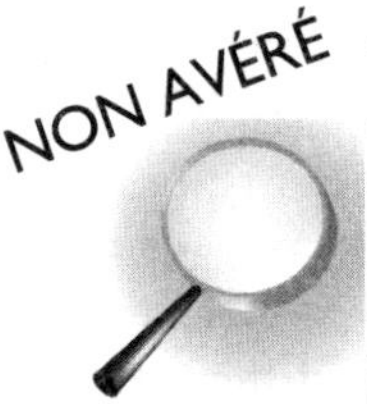

L'ail contient plusieurs substances qui s'opposent à l'inflammation, dont la prostaglandine A1 (présente en très petite quantité) qui a une action semblable à celle de l'aspirine.

Les prostaglandines sont des composés chimiques découverts pour la première fois dans le sperme. On pensait initialement que la prostate les fabriquait. On sait depuis que d'autres organes peuvent en sécréter, mais qu'elles existent également dans le monde végétal.

Ce condiment contient aussi des minéraux très utiles aux propriétés antioxydantes, comme le cuivre, le sélénium ou encore le soufre, qui limitent l'inflammation des articulations.

Dans le tissu osseux, le soufre se mêle avec les fibres de collagène pour former une trame sur laquelle le calcium, le phosphore et le magnésium pourront être déposés. Et justement, l'ail contient ces deux derniers minéraux.

Par ailleurs, le soufre entre dans la composition de l'acide chondroïtine sulfate, substance présente dans les cartilages. Le soufre est aussi un élément d'un antioxydant puissant, le glutathion, qui permet aux articulations de mieux résister à l'attaque des radicaux libres, responsables du vieillissement cellulaire.

Et la vitamine C favorise la fabrication du tissu de soutien présent dans les articulations et les os. Comme le glutathion, elle s'oppose à l'oxydation des cellules.

Ainsi, l'ail contient non seulement les substances nécessaires à juguler l'inflammation, mais aussi celles utiles à la construction des différents éléments de l'articulation, comme le cartilage ou la matrice osseuse.

Une étude a comparé l'activité de cinq aliments reconnus pour leurs bienfaits : le gingembre, le piment rouge, le poireau, l'oignon vert et l'ail. L'ail est sorti vainqueur dans le domaine de l'activité anti-inflammatoire. Selon les chercheurs, cette dernière est particulièrement efficace et pourrait être en partie à l'origine des propriétés anticancérigènes de cet aliment.

Malgré tout, les études concernant les propriétés antirhumatismales de l'ail ne sont pas concluantes. Il est certain qu'une alimentation qui fait la part belle aux fruits et aux légumes, riches en minéraux et en antioxydants, permet d'être mieux armé pour combattre les rhumatismes. Et l'ail a ici toute sa place.

Grâce à ses composants actifs – prostaglandines, minéraux soufrés et antioxydants, vitamine C, phosphore et magnésium – l'ail peut aider au traitement des rhumatismes, mais son rôle n'est pas, en l'espèce, considéré comme avéré dans le traitement de cette pathologie, du moins jusqu'à ce jour.

L'ail prévient les crises de goutte

La goutte est une maladie provoquée par un excès d'acide urique dans le sang. Certains aliments (abats, charcuteries, viande séchée, alcool), certains poissons (harengs) ainsi que certains végétaux (asperges) augmentent les concentrations d'acide urique dans le sang. À partir d'un certain taux, cet acide urique cristallisera sous forme d'urates, qui provoqueront ensuite des crises de goutte, notamment au gros orteil. Il arrive aussi parfois qu'ils se déposent dans les reins, lieux d'élimination de tous les déchets.

Il semblerait que l'allicine de l'ail aide à dissoudre les cristaux d'acide urique. Encore faut-il que la personne sujette aux crises de goutte fasse un régime approprié, concomitant, en évitant les aliments responsables cités ci-dessus.

L'allicine de l'ail possède une action susceptible de favoriser la dissolution des cristaux d'acide urique dans l'organisme. Associé à un régime, l'ail contribue donc à éviter la crise de goutte.

L'ail diminue la tension artérielle

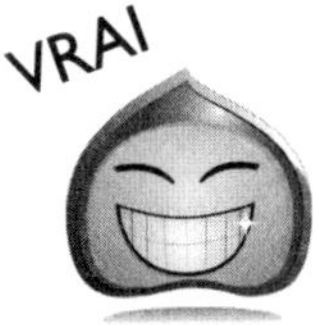

L'ail renferme plusieurs substances capables de diminuer la tension artérielle.

De nombreuses études ont démontré que cet aliment diminue légèrement la tension artérielle, d'environ 10 % suivant les chercheurs. On considère qu'il faut une consommation quotidienne pendant au moins 12 semaines de 600 mg d'ail en poudre par jour, ou 2 gousses.

Cette baisse concerne aussi bien les chiffres de la maxima (premier chiffre annoncé par le médecin) que ceux de la minima (second chiffre).

Or, on sait que si l'on baisse de 3 % les chiffres tensionnels d'une personne hypertendue (c'est-à-dire que l'on passe de 160/90 à 155/87), on réduit ses risques de contracter :

- un infarctus mortel de 9 %,
- un accident vasculaire cérébral mortel (une attaque) de 14 %[5].

[5] Appel L.J., « Effects on blood pressure of reduced dietary sodium and the dietary approaches to stop hypertension (DASH) Diet », *New England Journal of Medicine*, 1997.

Les raisons de cette baisse ne sont pas encore bien connues, mais on sait que l'ail renferme des fructosanes (glucides servant de réserve à la plante) qui possèdent une action favorable sur l'élimination de l'eau.

Le bon rapport entre le potassium contenu dans l'ail et le sodium exerce également un effet bénéfique sur la tension artérielle en contribuant à l'élimination de l'eau.

Quant au magnésium, il aide à régulariser la tension artérielle. De fait, il est prouvé que les personnes ayant une pression artérielle élevée ont un apport alimentaire inférieur en magnésium que ceux qui en consomment davantage.

Certes, si la tension est élevée, il n'est pas question de la traiter uniquement avec de l'ail ; les résultats ne seraient bien évidemment pas au rendez-vous. Cependant, en association avec un traitement éprouvé, l'ail se révèle un excellent collaborateur qui augmente l'action des médicaments et fluidifie le sang.

L'adénosine, une autre substance présente dans l'ail, possède la propriété de dilater les artères et, par conséquent, de diminuer les chiffres de la tension artérielle.

Grâce à ses fructosanes, son potassium, son magnésium et son adénosine, l'ail diminue les risques liés à l'hypertension artérielle.

L'ail fluidifie le sang

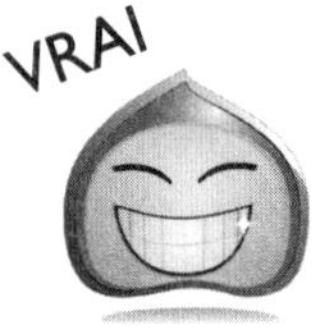

L'ail renferme des prostaglandines de type A1 qui dilatent les vaisseaux artériels et fluidifient le sang aussi bien que l'aspirine. Cette action est encore plus forte lorsque l'ail et l'oignon sont associés[6].

La fluidité du sang ainsi obtenue est due au fait que les plaquettes ont moins tendance à s'agglutiner entre elles et à former des caillots. Les responsables de cette action semblent être principalement l'allicine et l'ajoène.

En raison de la fluidification du sang sous l'effet de l'ail, il est recommandé de ne pas en consommer de trop grandes quantités avant une intervention chirurgicale.

L'allicine, l'ajoène et les prostaglandines de l'ail fluidifient le sang et protègent contre les risques cardiovasculaires.

[6] Drs Jack Y. Vanderhoek, Amar Makhejs et John Martin Bailey, de l'Université George Washington.

L'ail dilate les artères

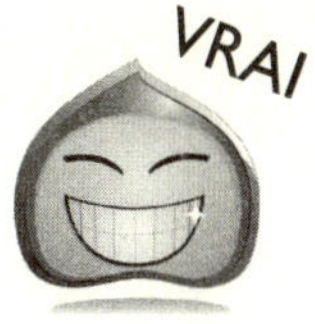

L'ail contient un composé appelé *adénosine*, qui joue un rôle essentiel dans le transfert de l'énergie, mais aussi comme agent dilatateur des artères. À ce jour, c'est même l'un des plus puissants vasodilatateurs connus. Cette action est particulièrement importante au niveau des artères du cœur (coronaires) et permet une meilleure circulation à l'intérieur du corps, avec, bien entendu, une meilleure oxygénation du muscle cardiaque. L'adénosine permet aussi de réduire la coagulation du sang.

L'action de l'adénosine se renforce par la présence de peptides y-glutamyl et d'ajoène. Les peptides sont de petits fragments de protéines qui constituent la charpente de notre corps, mais jouent aussi un rôle dans la transmission des informations et dans la défense contre les microbes, pour ne citer que leurs principales actions. Les peptides y-glutamyl et l'ajoène agissent sur les fibres musculaires qui entourent les vaisseaux sanguins et les relâchent, permettant ainsi une meilleure circulation tout en diminuant la pression artérielle.

L'adénosine de l'ail, renforcée par les peptides y-glutamyl et par l'ajoène, dilate les artères.

L'ail diminue l'athérosclérose

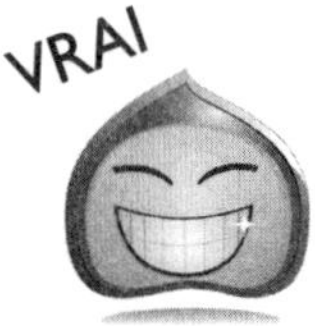

L'athérosclérose est une maladie des artères dont le calibre se rétrécit progressivement, se rigidifie pour finir par se boucher complètement.

Voici comment l'athérosclérose s'installe :

- Sous l'action de la pression sanguine et des turbulences, des particules de cholestérol réussissent à se « piquer » dans la paroi interne des artères, là où circule le sang.
- Une fois en place, ces particules seront oxydées par les enzymes et les radicaux libres véhiculés par le sang. C'est un peu comme le beurre que l'on laisse sur la table de la cuisine et qui rancit : il est alors impropre à la consommation et on le jette. Dans les vaisseaux sanguins, ce sont les globules blancs, et plus particulièrement les monocytes, qui sont chargés de ce nettoyage. Ces derniers se transforment alors en macrophages que l'on peut comparer à des camions poubelles.
- Malheureusement, un grand nombre de ces bennes à ordures sont contaminées par l'oxydation pendant leur activité et rouillent sur place. Elles se transforment alors en grosses

cellules informes que l'on appelle des *cellules spumeuses.*

- Comme le corps ne peut laisser ainsi des bennes toutes rouillées et informes au vu et au su de tout le monde, il les recouvre d'une chape de fibres (la *fibrine*), comme s'il les recouvrait d'une bâche. Tout cela occupe énormément de place dans le tunnel que forment les artères et en rétrécit d'autant le passage (c'est ce que l'on appelle la *sténose*, du grec *stenos*, qui veut dire étroit).

Pour peu qu'il y ait un petit caillot qui se retrouve dans la circulation, l'artère se bouche et c'est la thrombose (circulation arrêtée). Si une partie de l'organe n'est plus du tout irriguée, on parle d'infarctus.

Ce dernier peut toucher plusieurs organes, dont le cœur bien sûr, mais aussi le cerveau ou les intestins. Plus l'artère qui se bouche est grosse, plus le territoire privé de sang est étendu et plus l'atteinte est grave. Il est donc primordial de protéger les plus gros vaisseaux de l'athérosclérose.

La formation de plaques d'athérosclérose augmente avec l'âge, avec certaines maladies métaboliques, comme l'excès de sucre dans le sang, l'excès de cholestérol, une tension trop élevée, la sédentarité et le tabac, pour ne citer que les facteurs les plus importants.

On a montré que cette maladie progressait trois fois moins vite chez les patients à risque qui consommaient de l'ail régulièrement que dans le groupe qui n'en consommait pas[7]. L'ail confère une meilleure élasticité à l'aorte (la grosse artère qui sort du cœur et irrigue tout l'organisme grâce à ses ramifications) après l'âge de 50 ans.

Mieux encore, l'ail diminue le volume des plaques de cholestérol, même lorsqu'elles sont déjà constituées ! On ignore actuellement le mécanisme complet de ce phénomène, mais on sait que l'ail est capable de réduire la chape de fibrine qui se forme lors de la coagulation du sang et de la formation des plaques d'athérosclérose.

Fait curieux, la régression des plaques de cholestérol sous l'effet de l'ail est plus marquée chez les femmes que chez les hommes. Sans doute, le système hormonal féminin augmente-t-il l'effet des composants de l'ail ?

L'Organisation Mondiale de la Santé reconnaît aussi des propriétés à l'ail pour lutter contre l'excès de graisse dans le sang et l'athérosclérose.

Une précision toutefois : l'ail cuit a moins d'effet que l'ail consommé cru car la chaleur détruit une quantité importante de l'allicine.

---

[7] Budoff M.J., « Inhibiting progression of coronary calcification using Aged Garlic Extract in patients receiving statin therapy : a preliminary study », *Prev Med.* 2004 Nov. 39(5):985-91.

Des études menées dans quinze pays prouvent que l'ail a la capacité de réduire les plaques d'athérosclérose et de prévenir la formation de nouvelles plaques.

L'ail a un effet préventif sur les maladies cardiovasculaires

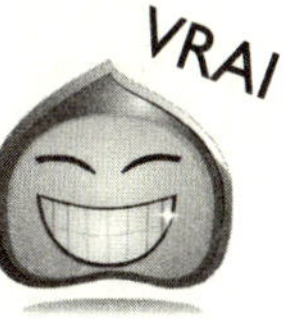

L'ail est un aliment riche en vitamine B6 aux multiples propriétés, notamment celle de baisser les taux d'homocystéine dans le sang.

L'homocystéine est un acide aminé soufré. On a montré que l'accroissement de ce composé dans le sang s'accompagne d'une diminution de l'oxygénation du cœur par ses artères coronaires, d'une augmentation de l'athérosclérose et des accidents vasculaires cérébraux, bref, d'une augmentation des maladies cardiovasculaires.

Or, le taux d'homocystéine est lié aux apports en vitamines B6, B9 et B12. Malheureusement, et sans que l'on sache pourquoi, même lorsque l'on consomme ces vitamines, on n'observe pas de franche diminution des accidents cardiaques malgré la réduction de l'homocystéine.

L'ail représente donc une solution car il est largement prouvé qu'il diminue les risques de maladies cardiovasculaires. Il contient en effet de la vitamine B6, mais associée à de multiples composés soufrés qui, ensemble, confèrent une meilleure protection que les seules vitamines prises isolément.

L'ail diminue l'évolution de l'athérosclérose et le risque de maladies cardiovasculaires, sans doute grâce à la vitamine B6, à l'allicine et aux minéraux antioxydants qu'il contient. C'est l'un des aliments du « régime méditerranéen » reconnu pour son action bénéfique sur les maladies cardiovasculaires.
Dès lors, on peut considérer l'ail comme un « alicament », c'est-à-dire comme un aliment médicament.

L'ail diminue le diabète

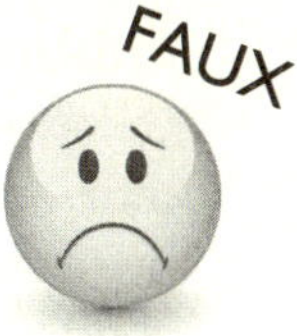

Si quelques travaux ont prouvé que l'ail diminue le taux de sucre dans le sang chez certains animaux, chez l'homme, aucun effet concluant dans ce domaine n'a été identifié ce jour.

Hélas, l'ail ne diminue pas le diabète.

L'ail protège le foie

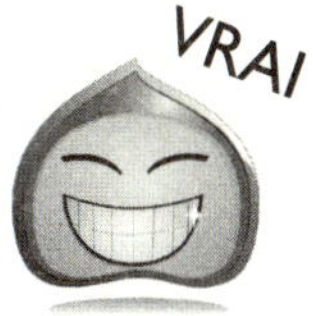

Certains médicaments, comme le phénobarbital (un sédatif utilisé dans de nombreux films pour endormir les victimes) ou certains toxiques, comme le bromobenzène (un solvant industriel) se révèlent nocifs pour le foie. Leur association provoque des dégâts très importants dans cet organe.

Or, des chercheurs de l'université John Moore de Liverpool ont montré que l'extrait d'ail vieilli évite les actions néfastes de ces deux toxiques sur les cellules du foie. Cette observation s'avère utile chez les personnes qui consomment un grand nombre de médicaments, avec parfois des conséquences fâcheuses pour ce foie si fragile.

Pour aller encore plus loin, des chercheurs ont testé un autre composé très répandu et toxique pour les cellules hépatiques. Ce toxique, appelé le *benzopyrène*, se retrouve dans la fumée de cigarette, la viande grillée ou les gaz d'échappement des voitures. Il se révèle très cancérigène et aussi susceptible de provoquer des malformations du fœtus chez les femmes enceintes.

Les cellules hépatiques exposées au benzopyrène ne tombent pas malades lorsque l'individu consomme de l'ail vieilli. Ainsi, l'ail se révèle un excellent agent de prévention contre un certain nombre de polluants.

L'ail est un aliment hépatoprotecteur, c'est-à-dire qu'il protège le foie contre les agressions chimiques ou médicamenteuses. Bonne nouvelle en ces temps où l'on essaie par tous les moyens de se prémunir contre la pollution.

L'ail évite les ballonnements intestinaux

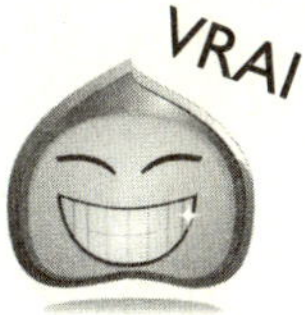

Le mécanisme de digestion des fibres fait intervenir la flore intestinale composée de bactéries. Ce processus aboutit à la production de gaz intestinaux. Même si cette fermentation peut parfois paraître désagréable car elle provoque des flatulences, elle s'avère très utile pour l'organisme. En effet, elle contribue à la production d'acides organiques qui solubilisent de nombreux minéraux, comme le calcium nécessaire aux os. Contrairement aux idées reçues, la fermentation améliore la digestibilité des minéraux et favorise ainsi leur assimilation.

Par la texture de ses fibres, l'ail possède des propriétés carminatives, favorisant l'expulsion des gaz issus de la fermentation intestinale tout en réduisant leur production. Malgré tout, les intestins de certaines personnes fragiles peuvent mal supporter ce condiment.

L'ail renferme des fibres qui favorisent la fermentation tout en réduisant leur quantité. De ce fait, les minéraux sont mieux absorbés par le tube digestif.

L'ail aide à la digestion

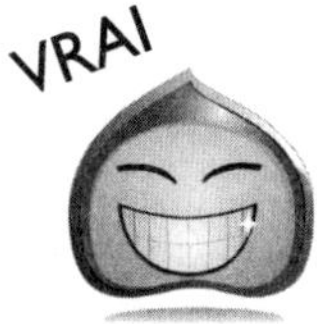

L'ail est un excellent antiseptique, c'est-à-dire qu'il élimine les microbes nocifs pour l'organisme. De ce fait, il facilite la flore intestinale saprophyte qui vit normalement dans le tube digestif, la digestion et élimine les bactéries indésirables susceptibles de déclencher la putréfaction. Cet équilibre intestinal est favorisé par la présence (faible) de vitamine B2.

Pour une meilleure action, l'ail doit être consommé cru, comme par exemple dans le Sud-Ouest de la France où on l'étale sur une tartine avec de l'huile d'olive ; il en résulte une délicieuse *croque à l'ail.*

Il est aussi conseillé d'ôter le germe, qui est très indigeste.

L'ail contient également du chlore, qui entre dans la composition du suc gastrique. Ce dernier est sécrété par l'estomac et permet la destruction chimique des aliments.

La vitamine B1 présente dans l'ail stimule l'appétit et favorise les mouvements intestinaux pour une meilleure digestion.

La vitamine B5, quant à elle, aide les cellules du foie dans leur travail.

L'ail possède d'autres vertus propices à une bonne digestion : il limite les spasmes intestinaux et facilite la sécrétion de bile.

Grâce à ses composés soufrés dérivés de l'allicine, l'ail facilite la digestion en ôtant aux bactéries indésirables la possibilité de se développer dans les intestins et en améliorant les performances du foie.

L'ail est actif contre la diarrhée

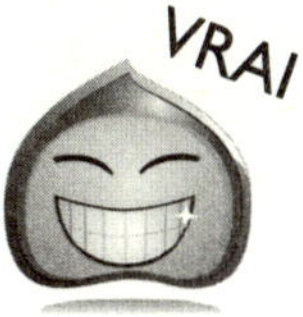

Qui n'a pas contracté une diarrhée lors d'un voyage ne connaît pas les affres endurées par le sujet pour trouver rapidement un endroit où soulager ses intestins.

Il existe cependant un moyen simple pour se prémunir contre un tel avatar : consommer régulièrement de l'ail. L'ail possède en effet une action reconnue pour détruire les bactéries intestinales responsables des diarrhées.

Hélas, l'ail cuit perd cette propriété.

L'ail cru permet de se prémunir contre la diarrhée et, le cas échéant, de la traiter efficacement.

L'ail est actif sur le cerveau

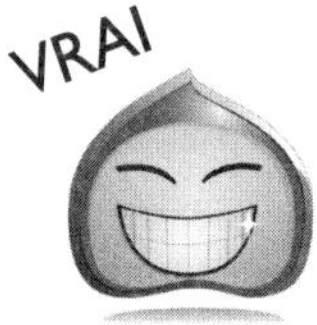

L'ail, contient de nombreux micronutriments actifs sur le fonctionnement du cerveau.

Citons notamment :

- **La vitamine B1** est fondamentale pour le système nerveux et le cerveau. C'est la clé de contact qui permet au cerveau d'utiliser les sucres. Elle participe aussi au fonctionnement de la mémoire et à la transmission de l'influx nerveux.
- **La vitamine B3**, sous sa forme acide, possède entre autres un rôle antidépresseur en augmentant le tryptophane, un précurseur de la sérotonine. Cette dernière est une hormone fabriquée par le cerveau qui a la propriété de favoriser la sérénité.
- **La vitamine B6** agit en collaboration avec les autres vitamines du groupe B et avec certains minéraux, comme le magnésium et le zinc. De cette manière, elle permet la libération d'énergie lors de l'utilisation des protéines et des sucres par l'organisme. Elle permet aussi la fabrication de certaines substances du cerveau appelées *neuromédiateurs*. Un

manque de vitamine B6 provoque une baisse de la concentration, une irritabilité, des sautes d'humeurs impulsives, de l'anxiété, des troubles du sommeil et parfois une dépression sévère. Ainsi, cette vitamine agit pour une meilleure adaptation au stress. Elle favorise aussi le maintien dans l'organisme du magnésium, essentiel pour un bon contrôle neurologique et psychologique.

- **La vitamine C** intervient dans la fabrication de la noradrénaline, une substance secrétée par le cerveau (neurotransmetteur) dont l'activité est indispensable au fonctionnement cérébral, mais également pour l'adaptation au stress. Elle participe aussi au métabolisme du fer.
- **Le fer** sert au transport de l'oxygène dans les cellules pour assurer leur bon fonctionnement. Le cerveau représente 2 % du poids corporel, mais consomme 20 % de l'oxygène disponible. Une carence en fer affecte donc la capacité de mémorisation et d'apprentissage. Même si le fer est apporté essentiellement par les protéines animales, l'ail contribue dans la mesure de sa consommation à maintenir les réserves de l'organisme.
- **Le phosphore,** qui est avec le calcium l'élément le plus abondant dans l'organisme. Il participe à la trame du squelette osseux,

mais aussi à la production d'énergie et au bon fonctionnement des cellules du système nerveux. Une carence en phosphore peut être responsable de troubles neuromusculaires, comme les crises de tétanie ou de spasmophilie, qui se caractérisent par des petites contractions involontaires des paupières ou du coin de la bouches, des « ratés » dans le rythme cardiaque (extrasystoles), mais aussi des crises d'anxiété importantes, avec des difficultés respiratoires ou des fourmillements dans les membres.

- **Le cuivre** a un rôle dans le fonctionnement des globules rouges en favorisant la fixation du fer. Il participe à de nombreuses réactions chimiques de l'organisme, notamment à la production d'énergie.
- **Le magnésium** a un rôle régulateur sur le sommeil. Il permet en outre une réponse de qualité dans la transmission des influx nerveux, engendre l'activation des vitamines du groupe B et offre une bonne adaptation au stress.
- **L'adénosine** présente dans l'ail intervient dans l'endormissement. La possibilité de trouver le sommeil semble être liée à la quantité d'adénosine emmagasinée par l'organisme durant la journée. Or, on sait que la qualité du sommeil influe sur l'humeur de l'individu. Grâce

à son contenu en adénosine, l'ail participe à un meilleur équilibre.

> De nombreux composés de l'ail permettent un meilleur fonctionnement du cerveau. Il en va ainsi des vitamines B1, B3, B6 et C, des minéraux comme le fer, le phosphore, le cuivre, le magnésium, et d'autres substances comme l'adénosine.

L'ail peut traiter les affections de la peau

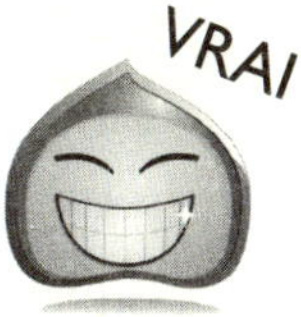

L'allicine de l'ail est théoriquement active contre les cors, les durillons, les verrues ; c'est un puissant agent contre les virus. Il convient alors de le hacher menu et d'appliquer la purée obtenue sur la partie à traiter, en prenant garde de protéger la peau saine à l'aide d'un vernis incolore ou d'un sparadrap.

On peut également couper une rondelle d'ail et l'appliquer sur la verrue, par exemple.

L'ail est aussi efficace comme désinfectant. On l'utilise sur les plaies et contre les ulcères ou des parasites, tels que la gale et la teigne.

Il convient alors de préparer un vinaigre d'ail à base de 30 g d'ail râpé, que l'on laisse macérer pendant 10 jours dans un demi-litre de vinaigre de vin, puis l'applique sur la partie à traiter.

L'ail peut s'utiliser en onguent.

L'ail est efficace contre les cors au pied

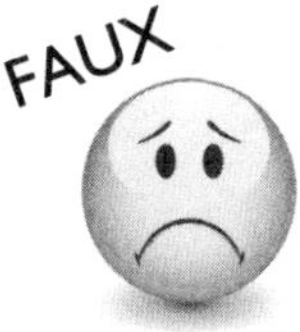

L'ail coupé ou pillé laisse sourdre un liquide qui attaque la peau, mais de là à éliminer les cors aux pieds, il y a un grand pas (et même plusieurs) tant la peau est épaissie au niveau de ces excroissances. Il faudrait s'armer de beaucoup de patience pour parvenir à un résultat.

Le seul effet bénéfique serait de donner aux pieds une odeur plus champêtre.

L'ail possède une activité coricide, mais inefficace pour attaquer les cors constitués.

Quatrième partie

Informations complémentaires

L'ail, un élixir de longue vie ?

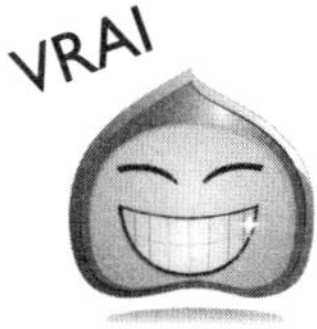

À travers maintes études, l'ail a prouvé ses qualités en matière de santé. Il permet de fluidifier le sang, de combattre les infections, d'abaisser la tension artérielle, de diminuer l'athérosclérose, de traiter les rhumatismes… Tout cela est bien et même très bien, mais n'est-il efficace que pour soigner certains maux, voire certaines maladies, ou prolonge-t-il vraiment la vie ?

Un élément de réponse peut être apporté en regardant de plus près les habitants du comté de Jinan (province de Shandong), en Chine. Cette partie d'Asie cultive l'ail que la population locale consomme surtout sous forme hachée, mélangée avec des œufs. La longévité de ces Chinois – dont 35 personnes sont centenaires, soit un pourcentage sept fois supérieur à la moyenne nationale – est extraordinaire ! Et ces centenaires jouissent apparemment d'une excellente santé pour autant que leur âge le leur permet.

On sait que la médecine chinoise fait la part belle à l'ail depuis des siècles, il y a sûrement là une piste à explorer par la médecine occidentale.

Les grands consommateurs d'ail semblent vivre plus longtemps que leurs congénères.

L'ail, un fortifiant ?

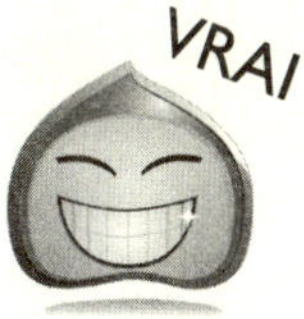

Quand la réalité rejoint…
la mythologie !

- L'ail était la plante préférée de Mars, le dieu de la guerre. Ce végétal le rendait combatif et invincible.
- Ulysse, sur les conseils d'Hermès (le dieu des secrets, d'où le terme hermétique), prend de l'ail pour éviter d'être changé en porc par la magicienne Circé.
  « *"Tiens, prends, avant d'aller dans la demeure de Circé, cette bonne herbe qui éloignera de ta tête le jour funeste." Ayant ainsi parlé, l'Argiphonte (Hermès) me donna l'herbe qu'il avait arrachée au sol et m'en expliqua la vertu. Sa racine était noire, sa fleur blanche comme le lait. Les Dieux l'appellent moly (ail doré). Ainsi équipé, Ulysse partit voir Circé.* »
  L'Odyssée, Chant X
- Médée enduit d'ail le corps de Jason, son époux, pour lui permettre de vaincre le dragon gardien la Toison d'Or, symbole de pureté (la toison de l'agneau) et de vérité (l'or).

- Les guerriers grecs, puis les romains consommaient de l'ail avant les combats.
- Les ouvriers égyptiens consommaient de grandes quantités d'ail pour la construction des pyramides.
- Les athlètes en consommaient pour les Jeux Olympiques ; c'était en quelque sorte leur produit dopant naturel.

L'action avérée de l'ail sur le fonctionnement du corps et la longévité permet de ranger ce condiment dans les aliments qui stimulent et entretiennent la santé.

L'ail, un aphrodisiaque ?

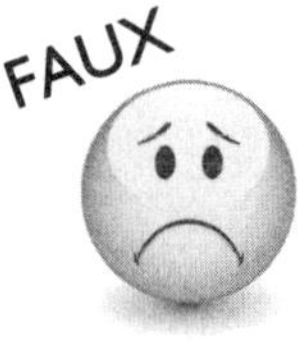

L'histoire ne dit pas si Casanova consommait de l'ail, mais il semble peu probable que le nombre impressionnant de ses conquêtes féminines soit dû à l'ail. En outre, ce condiment n'a pas de vertu aphrodisiaque, contrairement à ce que laisse entendre la citation suivante, extraite d'un ouvrage de médecine de 1671 :

Et l'ail sert, aussi quand vous n'avez,
Mes dames... ce que vous savez...
Rend vos maris chauds comme braise,
Et fait que, bien mieux à votre aise,
Il vous caresse dans le lict,
Suivant le proverbe qui dit,
« Quand un homme au lict se repose
Et qu'il ne peut baiser sa femme qu'une fois,
Qu'il mange ail et poireaux, il doublera la dose,
Mesme la nuit suivante, il la baisera trois. »

(Commentaire en vers français sur l'école de Salernes, par M. Du Four de la Crespelière, docteur de la Faculté de médecine à Paris, chez Gilles Alliot, libraire juré, en 1671)

Toutefois, même si l'ail n'est pas à vrai dire aphrodisiaque, il contient du sélénium, du zinc et de la vitamine E connus pour stimuler la fabrication et la mobilité des spermatozoïdes et rendre l'homme plus fertile.

L'ail ne possède pas de vertu aphrodisiaque démontrée, mais il favorise la fertilité grâce aux minéraux qu'il contient.

Il n'existe pas d'antidote pour diminuer l'haleine caractéristique des mangeurs d'ail

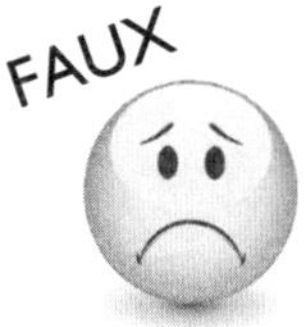

Tout d'abord, une bonne nouvelle : plus on mange d'ail, moins on sent l'ail. En effet, la consommation régulière de ce condiment favorise la formation d'enzymes (des petites protéines qui aident au travail de l'organisme) qui minimisent les émanations aillées.

La consommation de persil ou de menthe fraîche semblerait également diminuer l'odeur caractéristique de l'ail.

Par ailleurs, certaines personnes digèrent mal l'ail cru, ce qui provoque bien évidemment des relents parfois désagréables pour l'entourage.

« Une pièce de cinq sous vous permettra peut-être pas de prendre le train, mais en achetant de l'ail, vous garantira un siège. »

Le persil et la menthe sont susceptibles de limiter l'haleine désagréable des consommateurs d'ail.

L'ail éloigne les moustiques…

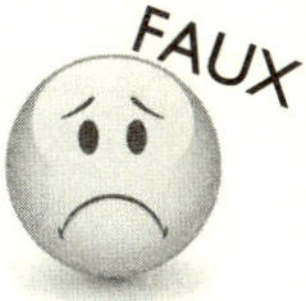

Aucune étude n'a pu montrer que l'ail repousse les moustiques. L'idée était pourtant bonne car l'haleine « aillée » ayant tendance à faire fuir la gente féminine, il était probablement tentant de penser que, comme seule les moustiques femelles piquent, ces dernières pouvaient être également incommodées par l'odeur… Hélas, ce n'est pas le cas.

Si l'ail n'éloigne pas les moustiques, en revanche, il diminue la réaction à la piqûre car il possède des propriétés antiallergiques considérables.

Les Japonais ont montré que l'extrait d'ail diminue de plus de 90 % la réaction de l'organisme à un allergène.

Hélas, l'ail n'éloigne pas les moustiques, mais combat efficacement leurs piqûres.

L'ail contient des sucres bénéfiques pour la santé

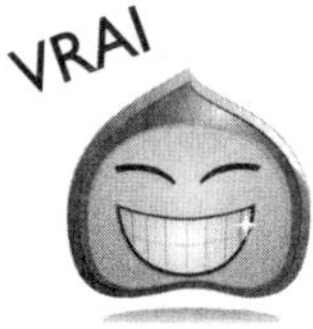

L'ail renferme une quantité élevée de sucres ; les glucides représentent en effet près de 30 % de sa composition.

On distingue les sucres simples des sucres complexes :

- Les *sucres simples* de l'ail sont représentés par le fructose (sucre naturel des fruits et des légumes), le glucose (chef de file de tous les sucres) et le saccharose (sucre commercial).
- Mais l'intérêt de l'ail réside surtout dans ses *sucres complexes*, appelés ainsi parce qu'ils sont formés de longues chaînes intriquées les unes dans les autres dans l'inuline (substance bénéfique pour la santé qui se forme grâce à des liaisons entre de multiples molécules de fructose). On les appelle aussi les *fructosanes* ; il s'agit de fibres alimentaires. La plante utilise ces fructosanes comme source de réserves énergétiques qui lui permettent de croître.
  Le tube digestif humain ne peut cependant pas les assimiler. En revanche, la présence de fructosanes dans les intestins stimule la croissance des bactéries utiles à la digestion et facilite leur travail. Par un effet domino,

ces bactéries en pleine forme s'opposent à l'invasion d'autres microbes qui pourraient se révéler nocifs pour notre organisme. On parle alors de *prébiotiques*.

Mais l'intérêt des fructosanes ne s'arrête pas là : ils possèdent également des propriétés diurétiques qui facilitent l'élimination de l'eau et du sel parfois présents en excès dans notre organisme. Ils luttent ainsi contre la rétention d'eau.

Les glucides de l'ail, les fructosanes, possèdent des propriétés prébiotiques, c'est-à-dire qu'ils favorisent une flore intestinale de bonne qualité capable de s'opposer aux infections. Par ailleurs, ces glucides aident à une bonne digestion et s'opposent à la rétention d'eau.

Les protéines de l'ail renferment des trésors

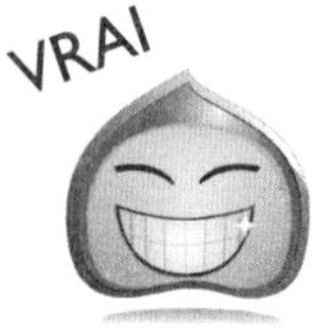

Les protéines de l'ail renferment des acides aminés particuliers.

Les protéines participent à la formation et au renouvellement des tissus, comme l'os, la peau, les muscles et, plus généralement, les membranes de toutes nos cellules. Elles sont indispensables au fonctionnement de notre organisme car les hormones, les enzymes, les neurotransmetteurs, les fibres musculaires, les anticorps, la partie des globules rouges qui fixent l'oxygène…, tous ces éléments en contiennent.

Les acides aminés sont aux protéines ce que les perles sont au collier : des fragments formant un ensemble.

Deux acides aminés particuliers confèrent à l'ail leurs vertus : la méthionine et la cystéine. Tous deux contiennent du soufre.

Ces acides aminés participent à l'élaboration de la créatine, substance hautement énergétique utilisée par les fibres musculaires dans la première partie de l'effort. Certains sportifs utilisent du reste cette substance pour améliorer leurs performances, notamment lors d'efforts courts et intenses, comme le lancer de javelot ou de poids, le saut…

La méthionine rentre aussi dans la composition de la spermine, une substance prostatique qui contrôle l'expression des gènes. La connaissance de cette substance est très importante dans l'étude des mécanismes cancéreux.

La cystéine, quant à elle, participe aux défenses contre l'oxydation.

Les protéines de l'ail (environ 6 % de son poids) sont riches en acides aminés soufrés qui participent à améliorer l'effort physique et à lutter contre les maladies liées à l'oxydation (cancer, vieillissement, athérosclérose...).

Même les composés de l'ail non absorbés sont utiles

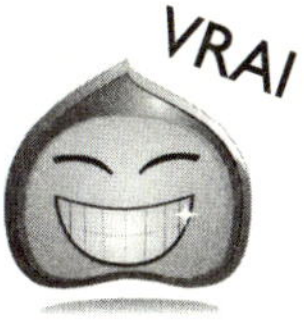

L'ail contient environ 3 % de son poids en fibres. Contrairement aux autres nutriments, les fibres ne passent pas dans la circulation. Cela ne signifie pas qu'elles n'ont aucun rôle à jouer au niveau de la digestion, bien au contraire.

Suivant la composition des fibres, on distingue dans l'ail des fibres solubles (qui se dissolvent lors de la digestion) des fibres insolubles (dont la texture ne change pas).

Chacune joue un rôle bénéfique distinct :

- **Les fibres solubles** sont composées de pectines et de substances qui forment un gel à la surface de l'intestin (on parle de mucilage).
  Elles permettent :
  – d'aider à maintenir constant le taux de sucre (glycémie) dans le sang ;
  – d'abaisser en théorie le taux de cholestérol, et plus particulièrement la part du mauvais cholestérol (LDL)[8]. En effet, la seule voie d'élimination du cholestérol est la voie fécale (selles) et les fibres solubles des fruits et des légumes favorisent cette élimination (nous avons vu que pour l'ail, cet effet n'est pas prouvé, sans doute en raison des quantités ingérées qui restent faibles) ;
  – de former, grâce à la cuisson, une substance visqueuse semblable à de la gélatine, aux propriétés légèrement laxatives.

- **Les fibres insolubles,** formées majoritairement par de la cellulose et de l'hémicellulose,

[8] Pour de plus amples informations à ce propos, voir *Un cœur en forme*, du même auteur, Éd. Jouvence, 2007.

ont une texture plus ferme. Elles servent de charpente aux parois des cellules végétales.

Ces fibres possèdent également des vertus bénéfiques pour l'organisme :

- on les appelle aussi fibres de ballaste car elles favorisent le transit intestinal ;
- du fait de leur texture, elles doivent être mâchées plus longuement et plus intensément pour être digérées, ce qui contribue à l'hygiène dentaire en prévenant la plaque dentaire ;
- elles entretiennent l'activité de la flore microbienne et évitent la putréfaction. Contrairement à la fermentation, cette décomposition des aliments, influencée par des agents microbiens, entraîne la production de substances le plus souvent toxiques et l'émission de gaz fétides. La putréfaction est mise en cause dans la prolifération de bactéries indésirables, responsables de désordres immunitaires mettant en cause les défenses de l'organisme ;
- en revanche, la fermentation est favorisée par les fibres insolubles de l'ail. Celles-ci contribuent à la production d'acides organiques qui solubilisent de nombreux minéraux et améliorent ainsi leur assimilation ;
- elles favorisent le transit intestinal et semblent diminuer le risque de cancer colique ;

– par leur gonflement dans le tube digestif, en présence d'eau, elles contribuent aussi au sentiment de satiété et évitent ainsi une alimentation trop abondante. Elles sont donc très utiles pour limiter la prise de poids car, n'étant pas assimilées, elles n'apportent pas de calories.

Les fibres solubles et insolubles de l'ail aident à réguler les taux de sucres et de cholestérol dans le sang, mais aussi le transit intestinal et sa flore microbienne, assurant ainsi une défense accrue contre les infections et une meilleure absorption des minéraux : ce sont des prébiotiques.

Dracula n'aimait pas l'ail

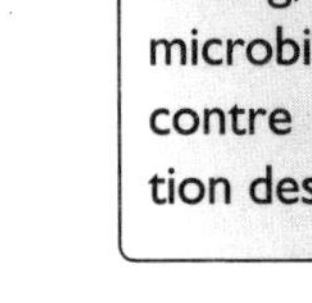

La légende des vampires qui ne supportent ni l'ail ni la lumière provient d'une maladie appelée la *porphyrie*.

Dans cette maladie, la lumière du soleil se convertit dans le sang en un composé toxique. Sous l'effet de ce dernier, les personnes deviennent très irritables, voire violentes. D'où l'idée qu'elles pouvaient mordre quelqu'un pour lui sucer le sang. Les personnes atteintes de porphyrie ont une pilosité abondante et des accès de douleurs abdominales.

Dans certains cas, les dents de ces personnes se déforment, et plus particulièrement les canines qui se colorent en rouge pourpre. Pis encore, ce rouge devient visible dans le noir à cause des porphyrines qui circulent dans le sang et viennent se plaquer sur les lèvres et les dents.

L'ail contient des substances toxiques pour l'organisme de la personne atteinte de porphyrie et est susceptible de déclencher des crises.

Les médecins conseillent donc aux patients atteints de cette maladie de ne pas consommer ce condiment, de vivre dans l'obscurité (sans exiger toutefois de troquer son bon matelas contre un cercueil) et de ne sortir que la nuit. C'est pour cette raison que ces malades sont si pâles, presque cadavériques.

La seule contre-indication à la consommation d'ail est la porphyrie.

Les femmes enceintes ne doivent pas consommer d'ail

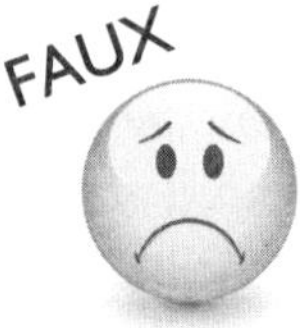

Le goût de l'ail se transmet naturellement au lait maternel. De là, on suppose qu'en raison du goût et de l'odeur caractéristiques de cet aliment, les bébés ne pourraient pas l'apprécier en dépit de toutes ses vertus. Comme les bébés ne parlent pas, il est difficile de demander leur avis !

Cependant, on a remarqué que les bébés nourris au sein par une mère qui consomme de l'ail boivent davantage de lait et retardent le moment du sevrage par rapport à leurs congénères. Ce comportement donne donc à supposer que les bébés apprécient le goût de l'ail ou, tout du moins, ne le rejettent pas.

> Les bébés semblent apprécier davantage le lait de leur mère s'il contient de l'ail.

L'ail n'est pas fragile

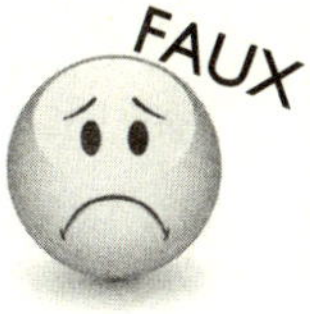

Une fois épluché, l'ail frais est entièrement consommable. Il faut cependant le conserver dans un endroit sec car le froid et l'humidité provoquent sa germination.

Le germe de l'ail peut se révéler indigeste et être responsable d'une mauvaise haleine, mais il s'enlève facilement.

Attention aussi à l'ail conservé dans l'huile car il peut renfermer une bactérie responsable du botulisme. Cette bactérie secrète un toxique extrêmement néfaste pour la santé. Pour la petite histoire, la toxine botulique était le poison préféré des Borgia. Respecter donc les dates de péremption sur les étiquettes ou le consommer rapidement en cas de préparation artisanale car il serait dommage de finir à l'hôpital, empoisonné, alors qu'au départ, on voulait préserver sa santé.

La conservation de l'ail demande quelques précautions pour en conserver l'intégralité des qualités gustatives et médicinales.

L'ail est plus efficace s'il est frais

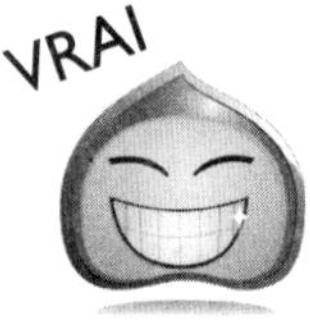

L'ail en poudre contient davantage de glucides, de lipides et de protides que l'ail frais ; il est également plus riche en magnésium, sélénium, vitamines B1, B2 et B6. En revanche, il contient moins de calcium, de manganèse et de vitamine C.

Les quantités utilisées pour les études requièrent toujours un certain apport (au moins trois gousses d'ail par jour), durant plusieurs semaines, voire plusieurs mois. La poudre est inodore et présente un avantage : l'haleine du consommateur n'en est pas affectée !

On sait que le composé actif de l'ail est l'allicine. Dès lors, il devenait logique de découvrir si l'on ne pouvait pas mettre sur le marché des comprimés à base de cette substance.

L'allicine est un produit instable qui se forme lors de la réaction chimique entre deux substances : l'enzyme allinase et la substance alliine.

Il existe donc des comprimés à base d'alliine. Il faut cependant s'assurer au préalable de la présence d'allinase pour permettre cette réaction.

Cela suppose en outre d'utiliser des comprimés gastrorésistants, car les sucs gastriques inactivent l'allicine. On utilise donc – mais pas toujours –

des enrobages spéciaux, ce qui pourrait expliquer pourquoi certaines études montrent que l'ail est actif contre le cholestérol et d'autres l'infirment.

Pour être efficaces, les comprimés d'ail nécessitent une préparation minutieuse et un enrobage particulier. Tel n'est pas toujours le cas…

L'ail cuit est aussi efficace que l'ail cru

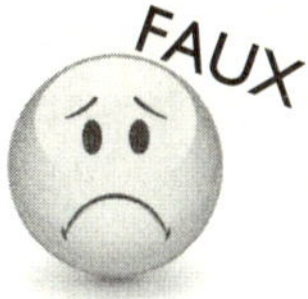

On ne l'aurait peut-être pas cru, mais l'ail cuit ne vaut pas le cru. L'allinase, l'enzyme qui permet la formation de l'allicine, se dégrade avec la chaleur et les propriétés médicinales de l'ail s'en ressentent. Pour ne pas trop endommager cette enzyme, il convient de n'ajouter l'ail qu'environ vingt minutes avant la fin de la cuisson.

On considère qu'il faut 1 à 2 gousses d'ail cru (soit environ 2 à 5 g) ou 3 à 5 gousses d'ail cuite (soit 10 à 15 g) par jour pour bénéficier des vertus médicinales de ce condiment.

L'ail se cultive facilement

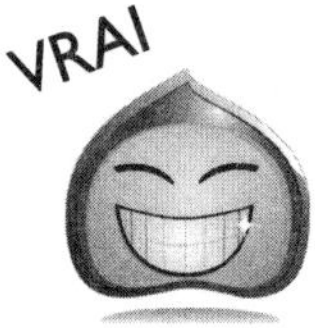

Nous avons vu que l'ail se plante à l'automne ou au printemps et se récolte l'été. Au Québec, on le sème entre le 15 septembre et le 15 octobre pour le récolter en juillet de l'année suivante.

Il suffit de le recouvrir de feuilles mortes, de paille ou de vieux foin pour lui garantir un hiver sans dommages.

On coupe la hampe florale lorsqu'elle atteint 15 centimètres pour favoriser la croissance du bulbe. On peut aussi laisser quelques plantes fleurir, ce qui présente le double avantage d'être un spectacle pour les yeux et de diminuer le risque de maladie infectieuse dans le poulailler car les poules raffolent de l'ail (partie fleurie et bulbe).

Lors de la récolte, toute la plante avec ses feuilles et les racines est suspendue au sec et à l'ombre pour poursuivre le processus de maturation et de séchage des bulbes.

L'ail se cultive facilement et évite les infections dans les poulaillers.

L'ail est un condiment apprécié

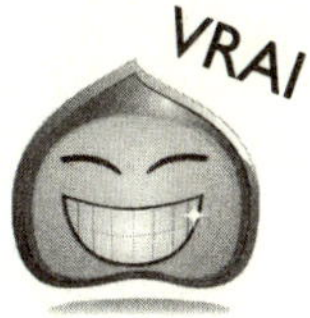

- L'ail procure un fumet incomparable à de nombreux plats, comme les pâtes, les salades, les gigots…
- Le pain à l'ail est un délice.
- L'ail a toutes les propriétés d'un alicament (aliment médicament).
- L'ail est facile à cultiver.

Les nombreuses vertus de l'ail le font apprécier à travers le monde.

L'ail, médicament du jardin ?

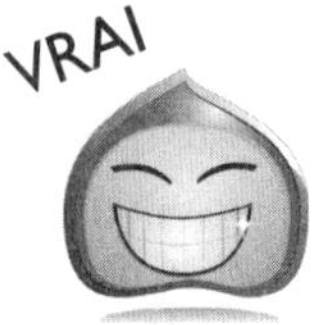

L'ail repousse de nombreux insectes susceptibles de dévorer les plantations.

Il s'utilise sous forme liquide, à vaporiser sur les végétaux. Il faut une tête d'ail hachée et un litre et quart d'eau chaude. On mélange l'ail et l'eau et on laisse mariner pendant quatre heures.

Puis on passe le mélange obtenu à travers un filtre à café et on met le liquide récupéré dans un vaporisateur. C'est prêt ! Il ne reste plus qu'à le vaporiser un jour sur deux pendant quinze jours sur vos plantations pour avoir la paix.

Les vertus de l'ail s'étendent même au jardin.

L'ail peut être utilisé sans inconvénient avec des médicaments

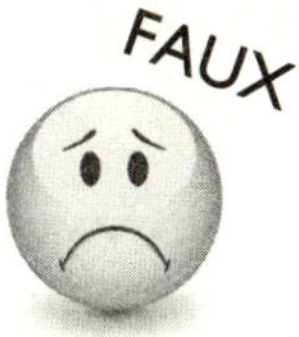

L'ail possède un effet fluidifiant ; il peut donc modifier le temps de saignement des personnes sous anticoagulants.

Pour la même raison, il est conseillé de ne pas consommer de l'ail la veille d'une intervention chirurgicale.

Il semblerait également que l'ail augmente l'effet de certains médicaments, comme ceux qui diminuent le diabète (hypoglycémiants).

La consommation de 3 à 4 g d'ail par jour – soit une gousse – semble prudente pour éviter toute interaction avec des traitements médicaux.

Résumé

Voici la carte d'identité de l'ail.

L'ail se rencontre en toutes saisons et il se conserve très bien.

- **Valeur énergétique :** 138 kcal/100 g.
- **Macronutriments :** cellulose et hémicellulose (fibres insolubles), glucides, lipides (peu), protides (enzymes, hormones… et 17 acides aminés comprenant tous ceux qui sont indispensables).
- **Substances minérales et oligo-éléments :** brome, calcium, chlore, cuivre, fer, iode, magnésium, manganèse, phosphore, potassium, sodium, soufre, zinc, cuivre, nickel, sélénium, molybdène, germanium.
- **Vitamines :** A, B1, B2, B3 ou PP, B5, B6, B9, C et E.
- **Autres substances :** prostaglandines, phytostérols, polyphénols, flavonoïdes, 33 composés soufrés – dont l'allicine – et après mastication ou broyage de l'ail : ajoène, disulfure de diallyle, trisulfure de diallyle, allistines I et II ; alisine, garlicine et eau.

Conclusion

L'ail possède toutes les caractéristiques d'un alicament, qui est un aliment médicament.

De nos jours, on assiste à une industrialisation effrénée de l'alimentation, avec une transformation exagérée des aliments afin qu'ils soient plus beaux, plus goûteux, plus savoureux…, avec des modes de conservation garantissant toujours plus de sécurité aux consommateurs.

En même temps, certains individus ressentent un besoin d'authenticité loin des améliorations industrielles, recherchant des produits plus proches de ce que la nature peut offrir à l'homme.

Dans cette seconde perspective, l'ail tient toutes ses promesses : il fait baisser la tension, prévient les maladies cardiovasculaires, lutte contre certains cancers, se révèle un excellent antiseptique… et accompagne merveilleusement de nombreux plats à travers le monde.

Ainsi, les Européens consomment-ils pour une valeur de 250 à 300 millions de dollars (soit 187 à 224 millions d'euros) de produits aillés par an.

En Amérique du Nord, malgré une légère réticence essentiellement due aux désagréments qu'il engendre (surtout l'odeur persistante…), la consommation se chiffre à 500 millions de dollars (374 millions d'euros) annuellement.

Aujourd'hui, la documentation scientifique concernant l'ail nous permet d'affirmer la réalité de ses vertus et de ses bienfaits et nous autorise donc à le conseiller en consommation régulière. C'est un réel ami de notre corps.

Du même auteur
aux Éditions Jouvence

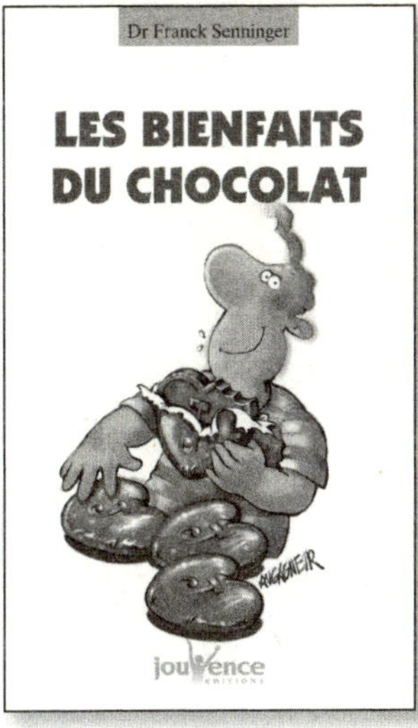

Les bienfaits du chocolat

Dr Franck Senninger

Si le chocolat est bon pour notre palais, il l'est également pour notre corps et notre moral : toutes ses vertus et substances actives sont expliquées dans ce petit livre consacré à la « nourriture des dieux » et des gourmets !

96 pages • Prix : 4,95 €

blackprint
A CPI COMPANY

Achevé d'imprimer par Blackprint -CPI
en Janvier 2013

Imprimé en Espagne

Dépôt légal : Avril 2009

Ce livre est imprimé par Blackprint -CPI qui assure une stricte application des régles concernant le recyclage et le traitement des déchets, ainsi que la réduction des besoins énergétiques.